53 Rezepte die den Stress reduzieren und dir helfen, durch harte Zeiten und Momente voller Angst zu kommen:

Köstliche Rezepte die dir im Umgang mit Stress helfen

Von

Joe Correa CSN

COPYRIGHT

Diese Veröffentlichung ist dafür, genaue und verbindliche Informationen hinsichtlich des behandelten Themas zur Verfügung zu stellen. Es wird unter der Voraussetzung verkauft, dass weder der Autor noch der Verleger medizinische Beratung leisten. Wenn medizinischer Rat oder Hilfe benötigt wird, bitte einen Arzt konsultieren. Dieses Buch ist nur eine Hilfe und sollte nicht Ihrer Gesundheit schaden. Konsultieren Sie bitte einen Arzt bevor Sie mit diesem Ernährungsplan beginnen, um sicherzustellen, dass es für Sie passt.

DANKSAGUNG

Dieses Buch ist meinen Freunden und meiner Familie gewidmet, die leichte oder ernste Krankheiten hatten, so dass Sie eine Lösung finden und die notwendigen Veränderungen in Ihrem Leben machen.

53 Rezepte die den Stress reduzieren und dir helfen, durch harte Zeiten und Momente voller Angst zu kommen:

Köstliche Rezepte die dir im Umgang mit Stress helfen

Von

Joe Correa CSN

INHALT

ÜBER DEN AUTOR

Nach jahrelanger Forschung glaube ich ehrlich an die positive Wirkung die richtige Ernährung auf den Körper und den Geist haben kann. Meine Kenntnis und Erfahrung haben mir geholfen, im Laufe der Jahre gesünder zu leben, was ich mit meiner Familie und Freunden geteilt habe. Je mehr Sie über gesünderes Essen und Trinken wissen, desto eher werden Sie Ihr Leben und die Essgewohnheiten ändern wollen.

Ernährung ist ein Schlüsselfaktor im Pozess für Gesundheit und ein längeres Leben - also starte noch heute. Der erste Schritt ist der wichtigste und der bedeutungsvollste.

EINFÜHRUNG

53 Rezepte die den Stress reduzieren und dir helfen, durch harte Zeiten und Momente voller Angst zu kommen: Köstliche Rezepte die dir im Umgang mit Stress helfen

Von Joe Correa CSN

Stress ist ein emotionaler Zustand der bei allen Menschen üblich ist. Es gibt nicht einen Menschen in dieser Welt, der nicht einmal in seinem Leben gestresst gefühlt hat. Stress wird oft mit Esssucht in Verbindung gebracht, das oft als eine Antwort auf stressige Situationen ist.

Stress kann nicht als eine Krankheit bezeichnet werden, aber mehr wie ein emotionaler Zustand und dem Gefühl außerstande zu sein unsere Probleme zu behandeln. Langsam, ohne dass wir es merken, beginnt es unsere Gesundheit auf vielen verschiedenen Wegen zu betreffen. Unser Immunsystem beginnt schwach zu werden, wir fühlen uns müde, krank und ohne Energie. Dies führt unseren Körper in einen Zustand eines hormonellen Ungleichgewichts und dem Sinken des Blutzuckerspiegels, was oft zum Überessen führt. Stress ist ein bewiesener Auslüser für so viele verschiedene und sogar gefährlichere

Krankheiten. Es ist eines der Hauptursachen für Herzkrankheiten, Schlaganfälle, verschiedene Organversagen, hormonale Ungleichheit und allem damit verbundenen, etc. Esssucht, als ein Endprodukt von Stress, kann zu Übergewicht und vielen anderen Problemen, die damit einher gehen, führen. Es ist ein Teufelskreis, der gestoppt und geändert werden sollte sobald wie möglich.

Alle Faktoren, die Stress verursachen, zu beseitigen ist fast unmöglich. Es ist jedoch der beste Weg Ihre Energie zu erhöhen und den Stress zurückzulassen indem Sie eine gesunde Ernährung beginnen! Dies is ein Klacks. Eine gesunde Ernährung wird Ihren gesamten Körper ausgleichen, wie Sie es sich nicht vorstellen können. Eine ausgewogene Ernährung wird Ihre Blutzuckerwerte stabilisieren und Ihnen genug Energie geben um mit stressigen Situationen und emotionalen Problemen bestmöglich umzugehen.

Dies ist warum ich dieses Buch mit gesunden und wohl schmeckenden Rezepten gemacht habe, die einen Fokus auf zunehmende Ballaststoffe und gute Kohlenhydrate zur Kontrolle der Blutzuckerwerte haben. Diese Rezepte sind voll von natürlichen Quellen aller Arten von Nährstoffen, die Ihre Körper so dringend benötigt um mit dem täglichen Leben zu Recht zu kommen. Früchte und

Gemüse, Hülsenfrüchte, Bohnen, gesundes, fettarmes Fleisch, viel Lachs und Olivenöl, Nüsse und Kerne. Es gibt definitv nichts besseren, als klüger zu essen, um das Stresslevel zu senken.

Dieses Buch fokusiert sich auf Essen reich an Vitamin C, Vitamin B und Magnesium.

Nahrungsmittel mit Zutaten wie Zitronen, Orangen, Paprika, Tomaten und Blattgemüse sind eine großartige, natürliche Quelle an Vitamin C. Dieses Vitamin verfügt über einen starken physischen und psychologischen Einfluss auf Menschen mit Stress.

Vitamin B ist ein Energielieferant, der eine geistige und physische Stärke gibt, um sich nach einer stressigen Situation zu erholen. Spinat, Avocado, Nüsse und Fisch sind nur einige der Zutaten, die ich in diese Rezepte aufgenommen haben um dieses wesentliche Vitamin zum Stressmanagement zu erhöhen.

Magnesium ist für die Muskelentspannung und das Angstmanagement verantwortlich, das in vielen Nahrungsmitteln enthalten ist, die in den Rezepten in diesem Buch erscheinen. Einige natürliche Magnesiumlieferanten wie Nüsse, braunen Reis und

Bohnen befinden sich in verschiedenen leckeren Verbindungen.

Eine gute, ausgewogene Ernährung voll mit diesen kostbaren Nährstoffen hilft nicht nur mit Stress und Esssucht umzugehen, sondern wird Ihr ganzen Leben und die Gesundheit beeinflussen.

Lassen Sie dieses Buch als Motivation für ein erholsames und stressfreies Leben dienen!

53 REZEPTE DIE DEN STRESS REDUZIEREN UND DIR HELFEN, DURCH HARTE ZEITEN UND

MOMENTE VOLLER ANGST ZU KOMMEN: KÖSTLICHE REZEPTE DIE DIR IM UMGANG MIT STRESS HELFEN

1. Kidneybohnen-Champignoneintopf

Zutaten:

740 g Kidneybohnen, vorgekocht, abgetropft

450 g Champignons, gewürfelt

1 mittelgroße Zwiebel, fein gehackt

400 g Tomaten, gewürfelt

4 Knoblauchzehen, gehackt

20 g frischer Basilikum, gehackt

1 EL getrocknete Petersilie, gemahlen

1 TL Pflanzenöl

2 TL frischer Rosmarin, fein gehackt

½ TL Salz

¼ TL schwarzer Pfeffer, gemahlen

Zubereitung:

Bohnen in einen Topf mit kochendem Wasser geben und für 2 Minuten kochen. Für 2 Stunden zur Seite stellen.

Öl in einer großen Bratpfanne bei mittlerer Hitze erwärmen. Zwiebeln und Knoblauch hinzufügen und für 10 Minuten anbraten bis sie glasig sind.

Jetzt Tomaten, Champignons, Thymian, Basilikum und Rosmarin zugeben.Für 10 Minuten kochen und Bohnen unterrühren. Wasser zugeben um die Dicke anzupassen, falls notwendig. Mit einem Deckel zudecken und die Temperatur runter drehen. Für 40 Minuten kochen und etwas Salz und Pfeffer für den Geschmack drüber streuen. Vom Herd nehmen und gut verrühren.

Warm servieren.

Nährwertangaben pro Portion: Kcal: 346, Proteine: 23,4 g, Kohlenhydrate: 62,3 g, Fette: 1,9 g

2.   Tomatensuppe

Zutaten:

450 g Tomaten, gewürfelt

3 mittelgroße Paprika, gewürfelt

1 große Karotte, geschnitten

3 Knoblauchzehen, gehackt

1 große Zwiebel, gewürfelt

2 EL Sauerrahm

30 g frischer Basilikum, fein gehackt

1 TL Gemüsewürzmischung

¼ TL schwarzer Pfeffer, gemahlen

1 TL getrockneter Thymian, gemahlen

¼ TL Salz

Zubereitung:

Zwiebeln, Knoblauch und 2 EL Wasser in eine große
Bratpfanne mit Antihaft-Beschichtung bei mittlerer
Temperatur erwärmen. Für ca. 3-4 Minuten kochen oder
bis das Wasser verdunstet ist. Paprika, Karotten und 120

ml Wasser zugeben. Kochen bis er weich sind. Tomaten, Basilikum und getrockneter Thymian zugeben und gut verrühren. Mit einem Deckel zudecken und die Temperatur runter drehen. Für 20 Minuten kochen und vom Herd nehmen. In die Küchenmaschine geben und pürieren bis sie cremig ist. Die Mischung in die Bratpfanne zurückgeben. Erwärmen und mit Salz und Pfeffer würzen.

Warm servieren.

Nährwertangaben pro Portion: Kcal: 178, Proteine: 5,9 g, Kohlenhydrate: 35,5 g, Fette: 3,6 g

## 3.	Pasta mit Rucolasoße

Zutaten:

900 g Pasta, vorgekocht

40 g frischer Rucola, geschnitten

220 g Frischkäse

2 TL Zitronensaft, frisch gepresst

4 Knoblauchzehen, gehackt

2 EL Pinienkerne, geröstet

½ TL Salz

Zubereitung:

Pasta nach den Angaben auf der Packung kochen. Gut abtropfen und zur Seite stellen.

In der Zwischenzeit Käse, Rucola, Zitronensaft, Knoblauch und Salz in einer Küchenmaschine vermengen. Rühren bis es sämig ist. Soße über die Pasta geben und mit Pinienkerne garnieren.

Servieren.

Nährwertangaben pro Portion: Kcal: 595, Proteine: 20,7 g, Kohlenhydrate: 85,1 g, Fette: 19,0 g

4.   Lachs mit Salsakartoffeln

Zutaten:

900 g Wildlachsfilet, ohne Haut und ohne Gräten

1 EL Olivenöl

1 EL Rosmarin, fein gehackt

½ TL Meersalz

4 kleine Kartoffeln, geschält und gewürfelt

Für die Salsa:

2 mittelgroße Tomaten, gewürfelt

1 kleine Zwiebel, gewürfelt

15 g frische Petersilie, gehackt

1 EL Zitronensaft

1 TL Apfelessig

½ TL Salz

Zubereitung:

Kartoffeln in einen Topf mit kochendem Wasser geben.
Kochen bis er weich sind. Vom Herd nehmen und

abgießen. Auf einem Servierteller anrichten und zur Seite stellen.

Alle Zutaten für die Salsa in die Küchenmaschine geben und pürieren bis sie cremig sind. In eine Schüssel geben und zur Seite stellen.

Öl in einer großen Bratpfanne mit Antihaft-Beschichtung bei mittlerer Hitze erwärmen. Fleisch zugeben und für ca. 4-5 Minuten kochen oder bis es fertig ist. Das Fleisch mit Kartoffeln auf einem Servierteller anrichten. Das Fleisch mit Rosmarin und Salz bestreuen. Salsa über die Kartoffeln geben und servieren.

Nährwertangaben pro Portion: Kcal: 235, Proteine: 23,9 g, Kohlenhydrate: 15,8 g, Fette: 9,0 g

5.   Avocado-Chutney

Zutaten:

2 große Avocado, entsteint, geschält und gewürfelt

1 mittelgroße Zwiebel, gewürfelt

1 TL frischer Ingwer, gerieben

1 TL Kreuzkümmel, gemahlen

15 g frische Minze, fein gehackt

1 EL Olivenöl

½ TL Salz

¼ TL schwarzer Pfeffer, gemahlen

Zubereitung:

Öl in einer großen Bratpfanne bei mittlerer Hitze erwärmen. Zwiebeln zugeben und unter Rühren anbraten bis sie glasig sind. Kreuzkümmel und Ingwer unterrühren und für ca. 3-4 Minuten anbraten. Pfanne vom Herd nehmen und die Avocado und Minze unterrühren.

Etwas Salz und Pfeffer für den Geschmack drüber streuen und servieren.

Nährwertangaben pro Portion: Kcal: 340, Proteine: 3,6 g, Kohlenhydrate: 17,1 g, Fette: 31,2 g

6. Basmatireis

Zutaten:

585 g Basmatireis

2 kleine rote Zwiebeln, gewürfelt

100 g Frühlingszwiebeln, gewürfelt

1 große Paprika, gewürfelt

1 mittelgroße Karotte, gewürfelt

3 EL Zitronensaft

1 EL Balsamico-Essig

1 TL Currypulver

½ TL Cayennepfeffer, gemahlen

½ TL Salz

¼ TL schwarzer Pfeffer, gemahlen

Zubereitung:

Zitronensaft, Essig, Curry, Cayennepfeffer, Salz und Pfeffer in einer Rührschüssel vermischen. Zur Seite stellen, damit sich das Aroma voll entfalten kann.

Reis in einen großen Topf geben. 1440 ml Wasser hinzugeben und zum Kochen bringen. Mit einem Deckel zudecken und die Temperatur runter drehen. Für 40 Minuten kochen oder bis er durch ist. Vom Herd nehmen und abgießen. Zur Seite stellen.

In der Zwischenzeit, rote Zwiebeln, Frühlings-zwiebeln und Karotten in eine große Schüssel geben. Mit Zitronensaft beträufeln und gut verrühren. Reis zugeben und gut vermengen.

Servieren.

Nährwertangaben pro Portion: Kcal: 440, Proteine: 9,1 g, Kohlenhydrate: 96,4 g, Fette: 1,0 g

7.   Orangen-Rübensalat

Zutaten:

2 große Orangen, geschält und in Spalten geschnitten

5 mittelgroße Rüben, geschnitten, geschält

150 g Römersalat, gehackt

125 g schwarze Bohnen, vorgekocht

1 EL Rotweinessig

3 EL frischer Dill, gehackt

2 EL natives Olivenöl extra

2 EL Mandeln, grob gehackt

½ TL Salz

¼ TL schwarzer Pfeffer, gemahlen

Zubereitung:

Essig, Öl, Salz und Pfeffer in einer Rührschüssel mischen. Zur Seite stellen.

Rüben in einen großen Topf geben und genug Wasser hinzugeben bis sie bedeckt sind. Zum Kochen bringen und auf kleinster Stufe weiterkochen. Zudecken und für ca. 20-

25 Minuten kochen oder bis sie stichfest ist. Vom Herd nehmen und gut abgießen. Zur Seite stellen.

In der Zwischenzeit Bohnen in einen Topf mit kochendem Wasser geben. Weich kochen, vom Herd nehmen und gut abtropfen. Zur Seite stellen.

Nun Rüben, Bohnen und Orangen in einer großen Schüssel vermischen. Mit Dressing beträufeln und gut verrühren.

Eine Handvoll Salat auf die Servierplatte geben und den Rübensalat drauf verteilen. Mit Mandeln garnieren und bei Bedarf mit Salz und Pfeffer würzen.

Nährwertangaben pro Portion: Kcal: 345, Proteine: 16,8 g, Kohlenhydrate: 57,8 g, Fette: 6,9 g

8.   Zucchinicremesuppe

Zutaten:

4 mittelgroße Zucchini, geschält and gewürfelt

1 mittelgroße Zwiebel, gewürfelt

480 ml Gemüsebrühe

230 g Naturjoghurt

1 TL getrockneter Thymian, gehackt

1 TL Muskatnuss

1 TL Limettenschale

½ TL schwarzer Pfeffer, gemahlen

½ TL Salz

Zubereitung:

Zwiebeln und 2 EL Wasser in eine große Bratpfanne mit Antihaft-Beschichtung bei mittlerer Temperatur erwärmen. Zucchini zugeben und für 5 Minuten kochen. Dabei ständig umrühren. Gemüsebrühe zugeben und Muskatnuss, Thymian und Limettenschale unterrühren.

Für weitere 15 Minuten kochen oder bis es gar ist. Vom Herd nehmen und in eine Küchenmaschine geben.

Wenn es sämig ist in die Pfanne zurückgeben. Joghurt unterrühren und erwärmen. Bei Bedarf mit Salz und Pfeffer würzen und servieren.

Nährwertangaben pro Portion: Kcal: 63, Proteine: 5,0 g, Kohlenhydrate: 8,3 g, Fette: 1,2 g

9.   Gurken-Thunfisch-Wraps

Zutaten:

4 Dosen Thunfisch, abgetropft

2 mittelgroße Gurken, gewürfelt

50 g Schalotten, fein gehackt

4 EL Mayonnaise

60 ml Zitronensaft

2 EL Sauerrahm

½ TL Salz

¼ TL schwarzer Pfeffer, gemahlen

1 großer Salatkopf

Zubereitung:

Mayonnaise, Zitronensaft, Sauerrahm und 1 Prise Salz in einer kleinen Schüssel vermischen. Zur Seite stellen.

Thunfisch, Schalotten und Gurke in eine große Schüssel geben. Kürzlich hergestellte Mischung zugeben und gut mit einem Löffel verrühren.

Salatblätter auf die Servierplatte legen und die Mischung löffelweise drauf geben. Wickeln und mit einem Zahnstocher befestigen. Sofort servieren.

Nährwertangaben pro Portion: Kcal: 253, Proteine: 28,1 g, Kohlenhydrate: 7,4 g, Fette: 11,9 g

10.　Vegetarisches Durcheinander

Zutaten:

400 g weiße Bohnen, vorgekocht

60 g Lauch, fein gehackt

1 große Paprika, fein gehackt

2 kleine Kartoffeln, geschält und gewürfelt

140 g frischer Kohl, gehackt

2 Knoblauchzehen, gewürfelt

2 TL frischer Rosmarin, fein gehackt

2 EL Zitronensaft

1 EL Zitronenschale

1 TL Salz

½ TL schwarzer Pfeffer, gemahlen

Zubereitung:

Kartoffeln in einen Topf mit kochendem Wasser geben. Weich kochen und vom Herd nehmen. Gut abtropfen und zur Seite stellen. Den Vorgang mit den Bohnen wiederholen.

Lauch, Pfeffer und 2 EL Wasser in einem großen Topf mit Antihaft-Beschichtung bei mittlerer Temperatur erwärmen. Für 2 Minuten kochen, dann Knoblauch hinzufügen. Rosmarin drüber streuen und gut verrühren. Kartoffeln, Zitronensaft und Bohnen zugeben. Für ca. 8-10 Minuten kochen. Dann den Kohl zugeben. Für weitere 5 Minuten kochen oder bis der Kohl weich ist. Vor dem Servieren mit Zitronenschale, Salz und Pfeffer bestreuen.

Nährwertangaben pro Portion: Kcal: 342, Proteine: 21,0 g, Kohlenhydrate: 65,1 g, Fette: 1,0 g

11.   Lebkuchen-Kekse

Zutaten:

480 ml Wasser

1 TL Backnatron

1 TL Ingwer, gemahlen

1 TL Zimt, gemahlen

130 g Apfelmus

2 EL Ahornsirup

2 EL Feigenmarmelade

1 TL Vanilleextrakt

Zubereitung:

Den Ofen auf 375°F (190°C) vorheizen.

Mehl, Backpulver, Zimt, Ingwer und Vanille vermengen. Gut verrühren, dann Ahornsirup, Apfelmus und Feigenmarmelade zugeben. Vermengen bis ein gleichmäßiger Teig entsteht. Kekse in die gewünschte Form und Größe bringen.

Backpapier auf ein großes Backblech legen. Kekse mit 5 cm Abstand drauf verteilen. Für ca. 5-6 Minuten backen oder bis sie knusprig braun sind. Aus dem Ofen nehmen und abkühlen lassen.

Mit Honig oder Milch servieren. Das ist jedoch optional.

Nährwertangaben pro Portion: Kcal: 91, Proteine: 2,2 g, Kohlenhydrate: 19,6 g, Fette: 0,2 g

12. Saftiges Rindfleisch & Grüne Bohnen

Zutaten:

900 g fettarmes Rindfleisch, in mundgerechte Stücke geschnitten

2 große Paprika, entkernt und in Streifen schneiden

4 Knoblauchzehen, gehackt

5 g frischer Dill, fein gehackt

300 g grüne Bohnen, vorgekocht

3 EL Olivenöl

1 EL Zitronensaft

¼ TL Cayennepfeffer, gemahlen

½ TL Salz

¼ TL schwarzer Pfeffer, gemahlen

Zubereitung:

Den Ofen auf 375°F (190°C) vorheizen.

Paprika, 2 EL Öl, Knoblauch, Dill, Zitronensaft, Cayennepfeffer, Salz und Pfeffer in einer Küchenmaschine vermengen. Bis es sämig ist und zur Seite stellen.

Grüne Bohnen in einen Topf mit kochendem Wasser geben oder bis sie stichfest sind. Vom Herd nehmen und gut abgießen. Zur Seite stellen.

Restliches Öl in einer großen Bratpfanne bei mittlerer Temperatur erwärmen. Fleisch zugeben und etwas Salz und Pfeffer für den Geschmack drüber streuen. Für 10 Minuten anbraten oder bis es goldbraun ist. Vom Herd nehmen und mit den grünen Bohnen auf eine Servierplatte geben. Mit Dressing beträufeln und servieren.

Nährwertangaben pro Portion: Kcal: 379, Proteine: 47,9 g, Kohlenhydrate: 8,7 g, Fette: 16,8 g

13.   Gekochter Rotkohl und Äpfel

Zutaten:

1 großer Rotkohlkopf, geraspelt

2 mittelgroße Karotten, gewürfelt

100 g frischer Sellerie, gewürfelt

2 mittelgroße Äpfel, geschält, entkernt und gewürfelt

1 mittelgroße Zwiebel, gewürfelt

2 EL gelber Senf

4 EL Rotweinessig

2 EL Olivenöl

1 TL getrockneter Thymian, gemahlen

½ TL Salz

¼ TL schwarzer Pfeffer, gemahlen

Zubereitung:

Öl in einer großen Bratpfanne mit Antihaft-Beschichtung bei mittlerer Hitze erwärmen. Zwiebeln hinzufügen und für ein par Minuten unter Rühren anbraten bis sie glasig sind. Sellerie, Karotten, ca. 2 EL Wasser, Thymian, Essig und Senf zugeben. Für 5 Minuten weiterkochen und gelegentlich umrühren.

Äpfel zugeben und Temperatur runter drehen. Zudecken und für 20 Minuten kochen oder bis sie weich sind.

Vor dem Servieren etwas Salz und Pfeffer für den Geschmack drüber streuen.

Nährwertangaben pro Portion: Kcal: 133, Proteine: 2,5 g, Kohlenhydrate: 21,9 g, Fette: 5,2 g

14.   Cremige Putenavocado im Ofen gebacken

Zutaten:

1,8 kg Putenbrust, dünn geschnitten

1 mittelgroße Avocado, entsteint, geschält and gewürfelt

1 große Paprika, gewürfelt

100 g Parmesan, gerieben

2 EL frische Petersilie, fein gehackt

2 EL Dijonsenf

90 g Mais, Kerne entfernt

4 EL Butter

½ TL Himalayasalz

Zubereitung:

Den Ofen auf 375°F (190°C) vorheizen.

Fleisch in einer großen Schüssel mit Senf bedecken. Zur Seite stellen.

Butter in einer großen Bratpfanne mit Antihaft-Beschichtung bei mittlerer Hitze erwärmen. Avocado, Pfeffer, Käse, Petersilie und Mais zugeben. Umrühren und kochen bis der Käse geschmolzen ist. Vom Herd nehmen und die Mischung auf eine große Auflaufform geben. Fleisch hinzufügen und mit der Mischung bedecken. Auflauf mit Aluminiumfolie bedecken und in den Ofen geben.

Für 45 Minuten backen oder bis es gut heiß ist. Aus dem Ofen nehmen und vor dem Servieren abkühlen lassen.

Nährwertangaben pro Portion: Kcal: 315, Proteine: 35,1 g, Kohlenhydrate: 12,3 g, Fette: 13,9 g

15. Fleischbällchen mit Knoblauch

Zutaten:

450 g fettarmes Rindfleisch, gehackt

200 g weißer Reis

2 kleine Zwiebeln, geschält und fein gehackt

2 Knoblauchzehen, zerdrückt

1 großes Ei, geschlagen

1 große Kartoffel, geschält and geschnitten

3 EL natives Olivenöl extra

1 TL Salz

Zubereitung:

Das fettarme Rinderhack mit Reis, fein gehackten Zwiebeln, zerdrücktem Knoblauch, einem geschlagenen Ei und Salz in eine große Schüssel geben. Die Masse in 15-20 Fleischbällchen formen, je nach Größe.

Den Boden des Schongarers mit 2 EL Olivenöl einfetten. Als erstes die Kartoffelscheiben verteilen und die Fleischbällchen drauf geben.

Zudecken und bei niedriger Temperatur für ungefähr 6-8 Stunden kochen.

Nährwertangaben pro Portion: Kcal: 468, Proteine: 33,4 g, Kohlenhydrate: 47,0 g, Fette: 15,3 g

16. Erdnussbutter-Hühnchen

Zutaten:

1,8 kg Hühnerfilet, dünn geschnitten

4 EL Erdnussbutter

240 ml Magermilch

15 g frischer Koriander, fein gehackt

4 EL Pflanzenöl

4 TL Ingwer, gemahlen

1 EL Meersalz

¼ TL schwarzer Pfeffer, gemahlen

Zubereitung:

Den Ofen auf 400°F (200°C) vorheizen.

Fleisch in eine große Auflaufform geben und mit Meersalz
bedecken. Zur Seite stellen.

Öl in einem großen Topf mit Antihaft-Beschichtung bei
mittlerer Temperatur erwärmen. Milch, Koriander und
Ingwer zugeben. Für 2 Minuten kochen, dann Ingwer und
Pfeffer unterrühren. Für weitere 2 Minuten kochen, dann

Erdnussbutter zugeben. Gut verrühren und für 1 Minute kochen. Vom Herd nehmen.

Erdnussbuttermasse über das Fleisch geben. Zudecken und in den Ofen geben. Für ca. 15-20 Minuten backen oder bis es goldbraun ist. Den Deckel entfernen und für weitere 2 Minuten backen. Aus dem Ofen nehmen und vor dem Servieren abkühlen lassen.

Nährwertangaben pro Portion: Kcal: 371, Proteine: 55,1 g, Kohlenhydrate: 3,0 g, Fette: 14,2 g

17. Schoko-Beeren-Smoothie

Zutaten:

200 g frische Erdbeeren

240 g gefrorene Himbeeren

5 Eiweiß

120 ml Kokosmilch

45 g Schokoladenstückchen

1 EL Honig

1 EL Leinsamen

Zubereitung:

Erdbeeren, Himbeeren, Eiweiß, Kokosmilch und Schokoladenstückchen in eine Küchenmaschine geben. Rühren bis es sämig ist. Wasser zugeben um die Dicke anzupassen. Honig zugeben und gut mischen. Die Mischung in Gläser anrichten und mit Leinsamen für extra Geschmack und Nährstoffe garnieren.

Guten Appetit!

Nährwertangaben pro Portion: Kcal: 330, Proteine: 9,3 g, Kohlenhydrate: 42,9 g, Fette: 14,8 g

18.   Geröstete Nüsse

Zutaten:

70 g Mandeln

50 g Pistazien

75 g Cashewnüsse

60 g Walnüsse

4 EL Butter

1 TL Muskatnuss

1 TL Orangenschale

1 TL Zimt, gemahlen

1 TL Ingwer, gemahlen

1 TL Salz

Zubereitung:

Den Ofen auf 350°F (175°C) vorheizen.

Alle Nüsse in einer großen Schüssel vermengen.

Backpapier auf ein großes Backblech legen und die Nüsse darauf verteilen. Im Ofen für ca. 8-10 Minuten rösten. Aus dem Ofen nehmen und zum Abkühlen zur Seite stellen.

Butter in einer großen Bratpfanne mit Antihaft-Beschichtung bei mittlerer Hitze schmelzen. Zimt, Muskatnuss, Ingwer, Salz und Orangenschale zugeben. Gut verrühren und Nüsse zugeben. Für 1 Minute kochen und vom Herd nehmen.

Sofort servieren.

Nährwertangaben pro Portion: Kcal: 412, Proteine: 10,6 g, Kohlenhydrate: 12,9 g, Fette: 38,4 g

19. Cremiger Zitronenlachs mit Spinat

Zutaten:

900 g Wildlachsfilet, dünn geschnitten

900 g Spinat, fein gehackt

240 ml Kokosmilch

120 ml Zitronensaft

1 EL Zitronenschale

4 EL frische Petersilie, fein gehackt

2 EL Pinienkerne

2 EL Olivenöl

1 TL Salz

¼ TL schwarzer Pfeffer, frisch gemahlen

Zubereitung:

1 EL Olivenöl in einem großen Bratpfanne mit Antihaft-Beschichtung bei mittlerer Hitze erwärmen. Fleisch zugeben und mit etwas Salz für den Geschmack bestreuen. Für 5 Minuten auf jeder Seite kochen oder bis es goldbraun ist. Zur Seite stellen.

Jetzt das restliche Öl in einer separaten Bratpfanne erwärmen und Spinat zugeben. Kochen bis sie weich sind. Pinienkerne unterrühren und für 1 Minute kochen. Vom Herd nehmen und auf eine Servierplatte geben. Lachs draufgeben und zur Seite stellen.

Kokosmilch und Zitronensaft in einem mittleren Topf vermengen. Heiß werden lassen und über das Fleisch geben. Vor dem Servieren mit Zitronenschale beträufeln.

Nährwertangaben pro Portion: Kcal: 363, Proteine: 31,5 g, Kohlenhydrate: 4,2 g, Fette: 25,8 g

20.   Schokoladen-Orangen-Joghurt

Zutaten:

230 g Naturjoghurt oder griechischer Joghurt

30 g dunkle Schokolade, geraspelt

1 große Orange, geschält und in Spalten geschnitten

1 EL Honig

1 EL Chiasamen

Ein paar Minzblätter

Zubereitung:

Joghurt und Chiasamen in einer mittleren Schüssel vermengen. Honig zugeben und mit einem Löffel gut verrühren.

Geraspelte Schokolade und Orangen zugeben. Gut verrühren und mit etwas Minze für den Geschmack bestreuen.

Nährwertangaben pro Portion: Kcal: 268, Proteine: 12,9 g, Kohlenhydrate: 36,0 g, Fette: 9,6g

21.   Kalbssteak in Knoblauch-Paprikasoße

Zutaten:

450 g Kalbssteak, ohne Knochen

3 große Paprika, gehackt

3 EL Olivenöl

4 Knoblauchzehen, gewürfelt

1 kleine Zwiebel, gewürfelt

1 TL getrockneter Rosmarin, fein gehackt

120 ml Wasser

Fettfreies Kochspray

Zubereitung:

Den Ofen auf 350°F (150°C) vorheizen.

Das Backblech mit etwas Kochspray besprühen. Fleisch auf das Backblech geben und für 60 Minuten backen.

In der Zwischenzeit Paprika halbieren und Stiel und Kerne entfernen. Paprika fein würfeln. Olivenöl in einer großen Pfanne erwärmen und Knoblauch und Zwiebeln zugeben. Andünsten bis sie glasig sind. Dies sollte nicht mehr als 5

Minuten dauern. Ständig rühren. Paprika, Rosmarin und 120 ml Wasser hinzugeben (gerne auch mehr Wasser, wenn die Soße zu dick ist). Zum Kochen bringen und auf kleinster Stufe weiterkochen. Für 10-15 Minuten kochen. Zur Seite stellen.

Wenn das Fleisch schön und zart is, aus dem Ofen nehmen und auf einen Teller geben. Die Paprikasoße über das Fleisch geben und servieren.

Nährwertangaben pro Portion: Kcal: 258, Proteine: 46,0 g, Kohlenhydrate: 17,2 g, Fette: 18,3 g

22.   Auberginen- und Rinderhackauflauf

Zutaten:

2 große Aubergine, dünn geschnitten

225 g fettarmes Rindhack

1 mittelgroße Zwiebel, gewürfelt

1 EL Olivenöl

¼ TL schwarzer Pfeffer, frisch gemahlen

2 mittelgroße Tomaten, gewürfelt

3 EL frische Petersilie, fein gehackt

Zubereitung:

Den Ofen auf 300°F (150°C) vorheizen.

Auberginen schälen und der Länge nach in dünne Scheiben schneiden. In eine Schüssel geben und für mindestens 1 Stunde stehen lassen. In geschlagenen Eier wenden.

Öl in einer großen Bratpfanne bei mittlerer Hitze erwärmen. Auberginen zugeben und für 3 Minuten auf jeder Seite anbraten oder bis sie fertig sind. Zur Seite stellen.

Jetzt das restliche Öl in der gleichen Bratpfanne erwärmen. Zwiebeln unter Rühren anbraten bis sie glasig sind. Dann Tomaten zugeben und mit Pfeffer und Petersilie bestreuen. Für 2 Minuten kochen und Fleisch zugeben. Kochen bis es weich ist.

Vom Herd nehmen und zum Abkühlen zur Seite stellen.

Fleisch, Gemüsemischung und Ei in einer Auflaufform vermengen und auf den Boden verstreichen. Eine Lage mit Auberginen und dann wieder Fleisch und Gemüse. Den Vorgang mit den restlichen Zutaten wiederholen.

Für 30 Minuten backen oder bis sie fertig ist. Aus dem Ofen nehmen und servieren.

Nährwertangaben pro Portion: Kcal: 114, Proteine: 14,2 g, Kohlenhydrate: 21,6 g, Fette: 9,7 g

23.   Kokos-Vanille-Smoothie

Zutaten:

240 ml Kokosmilch

120 ml Wasser

1 TL Vanilleextrakt

1 TL Vanille, gemahlen

30 g frische Himbeeren

100 g frische Erdbeeren

¼ TL Zimt, gemahlen

Zubereitung:

Milch und Wasser in einen großen Topf geben. Bei niedriger Temperatur zum Kochen bringen. Vanille und Vanilleextrakt zugeben. Gut verrühren und für etwa 1 Minute kochen lassen. Vom Herd nehmen und abkühlen lassen.

Milchmischung mit allen anderen Zutaten in eine große Schüssel geben. Rühren bis es sämig ist und in einem Glas anrichten. Vor dem Servieren für 1 Stunde kalt stellen.

Nährwertangaben pro Portion: Kcal: 79, Proteine: 4,6 g, Kohlenhydrate: 10,2 g, Fette: 1,6 g

24.   Süßer Schwedischer Lachs

Zutaten:

2 mittelgroße Lachsfilets, ohne Gräten

1 TL Kreuzkümmel, gemahlen

1 EL Olivenöl

1 TL Limettenschale

1 TL Zimt, gemahlen

1 TL Paprikapulver

½ TL Salz

¼ TL schwarzer Pfeffer, gemahlen

Zubereitung:

Den Ofen auf 350°F (175°C) vorheizen.

Zitronensaft, Zimt, Paprika, Salz und Pfeffer in einer Rührschüssel mischen.

Lachs in die Mischung geben und gut bedecken. Mit Frischhaltefolie bedecken und kühl stellen. Für 30 Minuten im Kühlschrank marinieren.

Dann die Lachsstücke auf ein gefettetes Backblech geben. Für knapp 6-8 Minuten backen und heiß servieren.

Nährwertangaben pro Portion: Kcal: 117, Proteine: 18,2 g, Kohlenhydrate: 12,6 g, Fette: 8,3 g

25. Mexikanische Rindfleischfetzen

Zutaten:

1,35 kg fettarmes Rindersteak

120 ml Apfelessig

1 EL Pflanzenöl

1 TL Salz

2 EL getrocknete Petersilie, gehackt

1 EL Kreuzkümmel, gemahlen

3 EL Zwiebelpulver

1 Knoblauchzehe, gehackt

3 TL Chilipulver

Zubereitung:

Kreuzkümmel, Zwiebel, Knoblauch, Chili und Salz in einer Rührschüssel vermengen. Zur Seite stellen, damit sich das Aroma voll entfalten kann.

Öl in einem Schnellkochtopf ohne Deckel bei mittlerer Hitze erwärmen. Zwiebeln hinzugeben und für 5 Minuten unter Rühren anbraten.

In der Zwischenzeit Fleisch mit der Gewürzmischung bedecken und einreiben. Fleisch in den Schnellkochtopf geben und für ca. 10-12 Minuten kochen oder bis es gebräunt ist.

Nund die restlichen Zutaten zugeben und den Deckel des Schnellkochtopf sicher verschließen. Für 8 Minuten bei hoher Temperatur kochen.

Den Druck des Schnellkochtopfs mit schnell entweichen lassen.

Nährwertangaben pro Portion: Kcal: 135, Proteine: 15,62 g, Kohlenhydrate: 5,4 g, Fette: 8,3 g

26.   Frischer Frisée mit Walnüssen

Zutaten:

450 g Friséesalat, geschnitten und grob gerupft

30 g Walnüsse

1 kleiner Honeycrisp Apfel, entkernt

60 ml Champagneressig

3 TL gelber Senf

100 ml natives Olivenöl extra

¼ TL Salz

¼ TL schwarzer Pfeffer, gemahlen

Zubereitung:

Champagneressig, Senf, Olivenöl, Salz und Pfeffer in einem Mixer geben. Gut verrühren. Zur Seite stellen.

Frisée in eine Schüssel rupfen. Apfel in dünne Streifen schneiden. Walnuss unterrühren und die gemischte Mischung drüber geben. Gut verrühren. Kalt servieren.

Nährwertangaben pro Portion: Kcal: 315, Proteine: 2,7 g, Kohlenhydrate: 12,3 g, Fette: 30,3 g

27. Salat mit Garnelenspieße und Zitronen-Chili-Dressing

Zutaten:

Für die gegrillten Garnelen und Tomaten:

5 große Garnelen, geschält und entdarmt

225 g Traubentomaten

1 EL Olivenöl

2 Knoblauchzehen, zerdrückt

1 TL frischer Koriander, gehackt

½ TL Kurkuma, gemahlen

1 TL Salz

¼ TL schwarzer Pfeffer, gemahlen

2 Spieße, in Wasser eingeweicht

Für den Salat:

½ Kopf Gartensalat, grob gehackt

½ mittelgroße Avocado, entsteint, geschält and gewürfelt

Für das Dressing:

60 ml Zitronensaft, frisch gepresst

50 ml natives Olivenöl Extra

1 TL gelber Senf

¼ TL Chilipulver

½ TL Kreuzkümmel, gemahlen

1 EL Frühlingszwiebel, gewürfelt

¼ TL Meersalz

Zubereitung:

Elektrogrill bei hoher Temperatur vorheizen. 3 EL Olivenöl, Knoblauch, frischen Koriander, Kurkumapulver, Salz und Pfeffer vermischen. Gut verrühren bis alles vermengt ist.

Garnelen und Tomaten aufspießen und Marinade mit einem Pinsel auf den Spießen verteilen. Für ca. 2-3 Minuten auf jeder Seite anbraten. Vom Grill nehmen und zur Seite stellen.

Für das Dressing Zutaten in eine kleine Schüssel geben. Gartensalat und Avocado in eine Schüssel geben. Mit Garnelen und Tomaten garnieren und mit dem Zitronen-Chili-Dressing beträufeln. Guten Appetit!

Nährwertangaben pro Portion: Kcal: 223, Proteine: 3,1 g, Kohlenhydrate: 7,2 g, Fette: 21,6 g

28. Thunfisch-Steaks mit Koriander und Zitronensaft

Zutaten:

15 g frischer Koriander, gehackt

3 Knoblauchzehen, gehackt

2 EL Zitronensaft

100 ml Olivenöl

4 Thunfischsteaks

½ TL geräuchertes Paprikapulver

½ TL Kreuzkümmel, gemahlen

½ TL Chilipulver

½ TL Salz

¼ TL schwarzer Pfeffer, gemahlen

Zubereitung:

Koriander, Knoblauch, Paprikapulver, Kreuzkümmel, Chilipulver und Zitronensaft in einer Küchenmaschine kurz vermischen. Langsam das Öl zugeben und die Zutaten verrühren, bis es eine cremige Mischung ergibt.

Die Mischung in eine Schüssel geben, den Fisch zugeben und vorsichtig rühren, so dass der Fisch gleichmäßig mit Soße bedeckt ist. Für mindestens 2 Stunden kühl stellen, damit sich der Fisch das Aroma aufnimmt.

Fisch aus dem Kühlschrank nehmen und den Grill vorheizen. Das Gitter mit Öl einschmieren, den Fisch draufgeben und für ca. 3 bis 4 Minuten auf jeder Seite grillen.

Fisch vom Grill nehmen, auf eine Servierplatte geben und mit Zitronenscheiben oder etwas Gemüse servieren.

Nährwertangaben pro Portion: Kcal: 513, Proteine: 34,1 g, Kohlenhydrate: 1,2 g, Fette: 31,7 g

29.   Frischer Kohl-Lammeintopf

Zutaten:

1,35 kg Lamm, ohne Knochen, vorgekocht

680 g frischer Kohl

1 große rote Zwiebel, geschält und geschnitten

4 Knoblauchzehen, zerdrückt

1 große Tomaten, klein gewürfelt

30 g Petersilie, fein gehackt

4 EL natives Olivenöl extra

1440 ml Wasser

3 Lorbeerblätter

Zubereitung:

1440 ml Wasser und Fleisch in einen Schnellkochtopf geben. Den Deckel des Schnellkochtopfs sicher verschließen und für 10 Minuten bei hoher Hitze kochen.

Den Druck des Schnellkochtopfs mit schnell entweichen lassen.

Gemüse und Gewürze zugeben. Genug Wasser hinzugeben bis alle Zutaten bedeckt sind. Den Deckel des Schnellkochtopfs erneut sicher verschließen und für 25 Minuten bei hoher Hitze kochen.

Warm servieren.

Nährwertangaben pro Portion: Kcal: 401, Proteine: 31,86 g, Kohlenhydrate: 62,13 g, Fette: 5,12 g

30.   Heidelbeer-Honig-Smoothie

Zutaten:

100 g frische Heidelbeeren

30 g Mandeln, geröstet

1 EL Chiasamen

240 ml Mandelmilch

2 EL roher Honig

Eine Handvoll Eiswürfel

Zubereitung:

Alle Zutaten in einen Mixer geben. Rühren bis es sämig ist und in einem Glas anrichten. Sofort servieren.

Nährwertangaben pro Portion: Kcal: 225, Proteine: 11,4 g, Kohlenhydrate: 31,3 g, Fette: 8,1 g

31.   Honighühnchen mit Frühlingszwiebeln

Zutaten:

450 g Hähnchenschenkel, in mundgerechte Stücke geschnitten

4 EL roher Honig

6 Frühlingszwiebeln, gewürfelt

1 EL frische Minze, fein gehackt

6 TL Zimt, gemahlen

1 EL Kokosöl

1 TL Kreuzkümmel, gemahlen

1 TL schwarzer Pfeffer, gemahlen

1 TL Meersalz

Zubereitung:

Öl in einem großen Topf mit Antihaft-Beschichtung bei mittlerer Temperatur erwärmen. Fleisch zugeben und für ca. 8-10 Minuten kochen oder bis es goldbraun ist.

Zwiebeln hinzugeben und für weitere 3 Minuten unter Rühren anbraten. Gewürze und Kreuzkümmel zugeben.

Mit Zimt bestreuen und Honig zugeben. Für weitere 5 Minuten unter Rühren anbraten und kontrollieren, ob das Hühnchen durch ist.

Mit Minze garnieren und heiß servieren.

Nährwertangaben pro Portion: Kcal: 105, Proteine: 12,9 g, Kohlenhydrate: 11,8 g, Fette: 1,1 g

32.   Frische Koriandersuppe

Zutaten:

960 ml Gemüsebrühe

2 grüne Chili, fein gehackt

6 mittelgroße Tomaten, halbiert

½ TL Kreuzkümmel, gemahlen

1 rote Zwiebel, gehackt

100 g frischer Koriander, gehackt

1 TL Mandelmehl

15 g frische Petersilie, gehackt

2 EL Ingwer-Knoblauchpaste

½ TL Koriander, gehackt

½ TL schwarzer Pfeffer, gemahlen

½ TL Meersalz

1 TL Mandelbutter

Zubereitung:

Mandelbutter in einem großen Top schmelzen und gehackte rote Zwiebel für knapp 3 Minuten anbraten. Ingwer-Knoblauchpaste zugeben.

Pfeffer, Salz, Koriander, Kreuzkümmel und grüne Chili zugeben. Unter Rühren 3 Minuten anbraten und dann Tomaten zugeben. Gut verrühren und dann Gemüsebrühe zugeben.

Für ca. 1 Stunde bei niedriger Hitze kochen. Heiß servieren.

Nährwertangaben pro Portion: Kcal: 115, Proteine: 4,2 g, Kohlenhydrate: 18,6 g, Fette: 5,3 g

33. Gebratene Lammkoteletts

Zutaten:

2 Lammkoteletts, 4 cm dick

200 ml Pflanzenöl

3 Knoblauchzehen, zerdrückt

1 EL frische Thymianblätter, zerkleinert

1 EL frischer Rosmarin, gehackt

1 EL Paprikapulver

1 TL Meersalz

Zubereitung:

Den Ofen auf 350°F (175°C) vorheizen.

Öl, Knoblauch, Thymian, Rosmarin, Paprikapulver und Salz vermengen. In einer großen Schüssel gut verrühren. Lammkotelett zugeben und wenden. Für 2 Stunden bis zum Servieren kühl stellen.

Lammkotelett in eine große Auflaufform geben. 4 EL Marinade zugeben und Temperatur auf 300°F (150°C) reduzieren. Für 15 Minuten backen und aus dem Ofen nehmen. Nun restliche Marinade zugeben, Koteletts wenden und für weitere 15 Minuten backen.

Aus dem Ofen nehmen und mit frischem Gemüse servieren. Guten Appetit!

Nährwertangaben pro Portion: Kalorien: 411, Proteine: 45,6 g, Kohlenhydrate: 19,4 g, Fette: 21,2 g

34.   Pichelsteiner Topf

Zutaten:

1,35 kg Rinderschulter, ohne Knochen

450 g Rinderknochen

1 große Karotte, geschnitten

3 kleine Zwiebeln, geschält

450 g Champignons, geschnitten

480 ml Rinderbrühe

10 Knoblauchzehen

2 EL Olivenöl

1 EL getrockener Rosmarin, gemahlen

½ TL Salz

¼ TL schwarzer Pfeffer, gemahlen

Zubereitung:

Öl in einer großen Bratpfanne bei mittlerer Hitze erwärmen. Fleisch zugeben und auf beiden Seiten anbraten. Aus der Pfanne nehmen und großzügig mit Salz und Pfeffer würzen.

In einen Schnellkochtopf geben. Rinderknochen, geschnittene Karotten, Champignons, Knoblauch, Rosmarin und Rinderbrühe zugeben.

Den Deckel des Schnellkochtopfs sicher verschließen und für 24 Minuten bei hoher Hitze kochen.

Den Druck des Schnellkochtopfs mit schnell entweichen lassen. Die Knochen entfernen und servieren.

Nährwertangaben pro Portion: Kcal: 370, Proteine: 46,5 g, Kohlenhydrate: 40,2 g, Fette: 29,6 g

35.   Süßer Mais-Salat

Zutaten:

40 g Römersalat, fein gehackt

90 g Zuckermais

1 mittelgroße rote Paprika, geschnitten

½ mittelgroße grüne Paprika, geschnitten

5 Kirschtomaten, halbiert

½ rote Zwiebel, geschält und geschnitten

1 TL getrockneter Rosmarin, gemahlen

1 TL Limettenschale

Zubereitung:

Paprika waschen und halbieren. Kerne und the Fruchtfleisch entfernen. In dünne Scheiben schneiden.

Zwiebeln schälen und schneiden.

Gemüse auf einer großen Servierplatte anrichten. Spielen Sie mit den Farben oder geben Sie Zutaten dazu, die Sie mögen. Mit etwas Rosmarin und frischem Limettensaft beträufeln. Sofort servieren.

Nährwertangaben pro Portion: Kcal: 370, Proteine: 46,5 g, Kohlenhydrate: 40,2 g, Fette: 29,6 g

36. Gesunder Laucheintopf

Zutaten:

6 große Lauch, geschnitten

450 g fettarmes Rindfleisch

1 Lorbeerblatt

1 mittelgroße Karotte, geschnitten

55 g Sellerie, gewürfelt

1 kleine Zwiebel, geschält und geschnitten

¼ TL schwarzer Pfeffer, gemahlen

½ TL Salz

5 EL natives Olivenöl extra

½ TL getrockneter Rosmarin, fein gehackt

Zubereitung:

Den Boden des Schnellkochtopfs mit 2 EL Olivenöl einfetten. Fleisch großzügig mit Salz würzen und in den Topf geben.

Geschnittene Zwiebeln, Karotten, Sellerie und 1 Lorbeerblatt zugeben. Genug Wasser hinzugeben bis alle Zutaten bedeckt sind und den Deckel verschließen. Den Schnellkochtopf auf vollen Druck bringen und auf ein Minimum reduzieren. Für 45 Minuten kochen. Vom Herd nehmen und zur Seite stellen.

Lauch schneiden und die ersten zwei Lagen entfernen. In mundgerechte Stücke scheiden. Olivenöl bei mittlerer Hitze erwärmen und Lauch für mehrere Minuten unter Rühren anbraten.

Fleisch aus dem Schnellkochtopf nehmen. In kleine Stücke schneiden und in die Bratpfanne geben. Getrockneten Rosmarin und etwas Salz für den Geschmack hinzufügen. Für weitere 10-12 Minuten anbraten.

Nährwertangaben pro Portion: Kcal: 420, Proteine: 19,3 g, Kohlenhydrate: 25,5 g, Fette: 27,4 g

37.   Kokospudding

Zutaten:

480 ml Kokosmilch

1 EL Walnüsse, fein gehackt

1 EL Haselnüsse, fein gehackt

2 TL Rohkakaopulver

1 TL Zimt, gemahlen

½ TL Vanillepulver

1 TL Honig

Zubereitung:

480 ml Milch in einen großen Topf geben und zum Kochen bringen.

Nüsse, Kakao, Honig und Vanille zugeben und gut verrühren. Für ca. 10 Minuten kochen oder bis eine cremige Masse entsteht.

Etwas Zimt unterrühren und vom Herd nehmen. Vor dem Servieren im Kühlschrank gut abkühlen lassen.

Nährwertangaben pro Portion: Kcal: 140, Proteine: 3,4 g, Kohlenhydrate: 20.6 g, Fette: 4,6 g

38.   Italienischer Auflauf

Zutaten:

4 große Auberginen, geschnitten

2 mittelgroße Zwiebeln, geschält and gewürfelt

10 große Tomaten, grob gewürfelt

200 g grüne Oliven

200 g Kapern

1 mittelgroße Chili

2 Stangensellerie, gewürfelt

100 ml natives Olivenöl extra

3 TL Apfelessig

1 TL Salz

1 TL Honig

½ TL Basilikum, getrocknet

Zubereitung:

Auberginen in mundgerechte Stücke schneiden und mit etwas Salz würzen. Für ca. 30 Minuten stehen lassen und gut abwaschen.

In den Schongarer geben und die anderen Zutaten zugeben. Zudecken und für ca. 2 Stunden bei mittlerer Hitze kochen.

Der Auflauf kann für ein paar Tage im Kühlschrank stehen.

Nährwertangaben pro Portion: Kcal: 98, Proteine: 12,3 g, Kohlenhydrate: 19,4 g, Fette: 9,6 g

39.   Junger Spinat- & Apfelsalat

Zutaten:

½ mittelgroßer Apfel, geschält and geschnitten

225 g junger Spinat, fein gehackt

240 ml Orangensaft, frisch gepresst

2 EL Leinsamen

1 TL roher Honig

Zubereitung:

Alle Zutaten außer den Eiswürfeln in einen Mixer geben; mixen bis es gleichmäßig ist. Eiswürfel zugeben und erneut pürieren. Die Mischung in Gläser anrichten. Guten Appetit!

Nährwertangaben pro Portion: Kcal: 140, Proteine: 7,5 g, Kohlenhydrate: 24,0 g, Fette: 2,4 g

40.   Cremige Brokkolisuppe mit Zitronensaft

Zutaten:

55 g frischer Brokkoli, geschnitten

15 g frische Petersilie, fein gehackt

1 TL getrockneter Thymian, gemahlen

1 EL frischer Zitronensaft

¼ TL Chili, gemahlen

3 EL Olivenöl

1 EL Cashewcreme

Zubereitung:

Brokkoli in einen großen Topf geben und genug Wasser zugeben, damit er bedeckt ist. Zum Kochen bringen und kochen, bis er weich ist. Vom Herd nehmen und abgießen.

In die Küchenmaschine geben. Frische Petersilie, Thymian und ca. 120 ml Wasser zugeben. Verquirlen bis es eine gleichmäßige Masse gibt. In den Topf zurückgeben und etwas mehr Wasser zugeben. Zum Kochen bringen und Temperatur herunterdrehen. Für 10 Minuten kochen.

Etwas Olivenöl und Cashewcreme unterrühren, gemahlenen Chili drüber streuen und frischen Zitronensaft zugeben. Warm servieren.

Nährwertangaben pro Portion: Kcal: 72, Proteine: 12,4 g, Kohlenhydrate: 15,8 g, Fette: 8,3 g

41.   Wildlachs mit frischem Dill

Zutaten:

450 g Wildlachsfilet, dünn geschnitten

120 ml Zitronensaft, frisch gepresst

1 Knoblauchzehe, zerdrückt

1 großes Ei, geschlagen

½ TL Meersalz

1 EL getrockene Petersilie, gemahlen

5 g frischer Dill, gehackt

50 ml natives Olivenöl extra

2 EL Olivenöl

Zubereitung:

Den Ofen auf 350°F (175°C) vorheizen.

Olivenöl, Zitronensaft, Knoblauchzehen, 1 Ei, Salz und Petersilie vermengen. Gut verrühren und Lachsscheiben zugeben. Zudecken und für ca. 1 Stunde marinieren.

Die Lachsscheiben mit der Marinade in eine kleine
Auflaufform geben. Für 35 Minuten backen. Aus dem
Ofen nehmen und frische Minze drüber streuen.

Nährwertangaben pro Portion: Kcal: 235, Proteine: 27,3
g, Kohlenhydrate: 5.8 g, Fette: 9,2 g

42. Apfelwein-Senf-Hühnerbrust

Zutaten:

2 Hühnerbruste, ohne Knochen und ohne Haut

60 ml Apfelessig

50 ml natives Olivenöl Extra

2 Knoblauchzehen, zerdrückt

2 EL gelber Senf

½ TL grüner Pfeffer, frisch gemahlen

2 EL Olivenöl

Zubereitung:

Fleisch waschen und trocken tupfen. Auf ein Schneidebrett geben und mit gemahlenem grünen Pfeffer würzen.

Für die Marinade Apfelessig, Olivenöl, Knoblauch und Senf in einer großen Schüssel vermengen. Die Hühnerbrust in die Marinade geben und sicherstellen, dass es gut bedeckt ist. Zudecken und für mindestens 2 Stunden kühl stellen (am besten übernacht kühl stellen).

1 EL Olivenöl in einem großen Bratpfanne mit Antihaft-Beschichtung bei mittlerer Hitze erwärmen. Hühnchen zugeben und für ca. 7-10 Minuten auf jeder Seite anbraten bis es schön knusprig und leicht braun ist. Während das Hühnchen angebraten wird, etwas der Marinade zugeben. Diese Säfte machen das Fleisch zart. Gelegentlich rühren und kontrollieren, dass das Hühnchen komplett durch ist. Servieren.

Nährwertangaben pro Portion: Kcal: 396, Proteine: 33,3 g, Kohlenhydrate: 1,2 g, Fette: 28,3 g

43.   Pastete

Zutaten:

2 Lachsfilets, ohne Haut und ohne Gräten

½ TL getrockneter Rosmarin

1/8 TL Meersalz

¼ TL Chili, gemahlen

1 EL frischer Zitronensaft

1 EL natives Olivenöl extra

Zubereitung:

Lachsfilets waschen und trocken tupfen. In mundgerechte Stücke schneiden und zur Seite stellen.

Olivenöl bei mittlerer Hitze in einer großen Bratpfanne erwärmen. Thunfischkoteletts zugeben und für ca. 10 Minuten kochen, ständig umrühren. Vom Herd nehmen und in eine Küchenmaschine geben.

2 EL Olivenöl, Zitronensaft, Salz, Chili und Rosmarin zugeben. Gut verarbeiten bis es gut vermengt ist. Mit frischem Gemüse servieren.

Nährwertangaben pro Portion: Kcal: 240, Proteine: 20,2 g, Kohlenhydrate: 1,2 g, Fette: 16,3 g

44.   Frischer Minzsmoothie

Zutaten:

175 g Brokkoli, gewürfelt

55 g Spinat, gehackt

120 ml Wasser

120 ml Kokoswasser. ungesüßt

1 EL Walnüsse, gemahlen

Ein paar Minzblätter

Zubereitung:

Gemüse waschen und in einen Mixer geben. Eiswürfel zugeben und miteinander verquirlen bis es eine gleichmäßige Masse gibt.

Walnüsse zugeben und mit Minzblättern garnieren.

Nährwertangaben pro Portion: Kcal: 94, Proteine: 4,9 g, Kohlenhydrate: 12 g, Fette: 2,7 g

45. Mandelbutter-Schokolade

Zutaten:

225 g Rohkakao

250 g Mandelbutter, geschmolzen

240 ml Mandelmilch

24 g Mandelmehl

4 große Eier

340 g roher Honig

5 EL Mandelcreme

Zubereitung:

Den Ofen auf 300°F (150°C) vorheizen.

Backpapier in eine Auflaufform legen und zur Seite stellen.

Alle trockenen Zutaten in eine großen Schüssel geben und gut verrühren. Eier, geschmolzene Mandelbutter, Mandelmilch und Mandelcreme verquirlen.

Mischung in eine gefettete Auflaufform geben und für 30-35 Minuten backen. Für 1 Stunde kühl stellen und servieren.

Nährwertangaben pro Portion: Kcal: 212, Proteine: 1,6 g, Kohlenhydrate: 31.3 g, Fette: 11,4 g

46. Süße Hähnchenschenkel

Zutaten:

900 g Hähnchenschenkel, ohne Knochen

2 mittelgroße Zwiebel, gewürfelt

2 kleine Chili, gehackt

240 ml Hühnerbrühe

60 ml frischer Orangensaft

1 TL Orangenextrakt, biologisch

2 EL natives Olivenöl extra

1 TL Grillgewürzmischung

1 kleine rote Zwiebel, gehackt

Zubereitung:

Den Ofen auf 350°F (175°C) vorheizen.

Öl in einem großen Topf bei mittlerer Temperatur erwärmen. Zwiebeln zugeben und unter Rühren für einige Minuten anbraten, bis sie goldfarben sind.

Chili, Orangensaft und -extrakt in eine Küchenmaschine geben. Für 30 Sekunden vermengen. Diese Mischung in einen Topf geben und gut verrühren. Temperatur reduzieren und köcheln.

Hühnchen mit Grillgewürzmischung bedecken und in einen Topf geben. Hühnerbrühe zugeben und zum Kochen bringen. Bei mittlerer Temperatur kochen bis das ganze Wasser verdunstet ist. Vom Herd nehmen.

Hühnchen in eine große Auflaufform geben. Für ca. 15 Minuten backen bis es schön knusprig ist und eine goldbraune Farbe hat.

Nährwertangaben pro Portion: Kcal: 170, Proteine: 38,5 g, Kohlenhydrate: 11,6 g, Fette: 21,7 g

47.   Vanille-Mousse

Zutaten:

50 g Heidelbeeren

50 g Erdbeeren

½ Glas Kokosmilch

480 ml Wasser

1 EL Mandelcreme

1 EL Vanillepulver

½ TL Zimt

Zubereitung:

Zutaten in eine Küchenmaschine geben und gut verrühren bis eine schöne, geschmeidige Masse entsteht. Mit gemischten Nüssen oder Kernen nach Wahl garnieren.

Nährwertangaben pro Portion: Kcal: 134, Proteine: 11,3 g, Kohlenhydrate: 38.3 g, Fette: 15,9 g

48.   Cashewcreme- und Avocado-Püree

Zutaten:

2 große Eier

2 Eiweiß

1 EL Cashewcreme

120 ml Mandelmilch

1 reife Avocado, entsteint, geschält und grob gewürfelt

1 EL frische Minzblätter, fein gehackt

1 TL Salz

Zubereitung:

Eier ca. 8-10 Minuten kochen. Vom Herd nehmen und abkühlen lassen.

Eier schälen und schneiden. Mit einer Gabel zerdrücken. Eier trennen.

Avocado schälen und schneiden. In einen Mixer geben. Mandelmilch, Eier, Eiweiß, Cashewbutter, Salz und Minzblätter zugeben.

Für ca. 30 Sekunden gut verrühren. Kalt servieren.

Nährwertangaben pro Portion: Kcal: 187, Proteine: 12,8 g, Kohlenhydrate: 7,4 g, Fette: 4,5 g

49.   Gegrillte Hühnerbrust mit Petersilie

Zutaten:

1 große Hühnerbrust, ohne Haut und ohne Knochen, gewürfelt

50 ml natives Olivenöl extra

3 Knoblauchzehen, zerdrückt

30 g frische Petersilie, gehackt

1 EL frischer Limettensaft

1 TL Salz

Zubereitung:

Olivenöl, Knoblauchzehen, fein gehackte Petersilie, frischer Limettensaft and etwas Salz vermischen.

Fleisch waschen und trocken tupfen und in 2,5 cm dicke Scheiben schneiden. Olivenölmischung über das Fleisch geben und für ca. 15 Minuten stehen lassen.

Die Grillpfanne bei mittlerer Hitze erwärmen. Hühnerfilet und 2 EL der Marinade in die Grillpfanne geben. Für ca. 15 Minuten kochen.

Aus der Pfanne nehmen und mit frischem Gemüse nach Wahl servieren.

Nährwertangaben pro Portion: Kcal: 439, Proteine: 44,2 g, Kohlenhydrate: 1,6 g, Fette: 28,1 g

50.   Ingwer-Smoothie

Zutaten:

175 g gemischte Heidelbeeren, Himbeeren, Brombeeren und Erdbeeren

60 g junger Spinat, gehackt

120 ml Kokosmilch

360 ml Wasser

¼ TL Ingwer, gemahlen

Eine Handvoll frische Minzeblätter

Zubereitung:

Jungen Spinat waschen und mit den anderen Zutaten in einen Mixer geben. Für 30 Sekunden gut verrühren. Sofort servieren.

Nährwertangaben pro Portion: Kcal: 72, Proteine: 6,4 g, Kohlenhydrate: 11,3 g, Fette: 2,9 g

51.   Rindfleisch- und Runkelrübeneintopf

Zutaten:

200 g fettarmes Rindfleisch

1 große rote Zwiebel, gewürfelt

4 EL Olivenöl

½ Chili, geschnitten

720 ml Wasser

225 g Runkelrübe, gewürfelt

2 mittelgroße Süßkartoffel, gewürfelt

85 g Brokkoli, geschnitten

1 große Karotte, gewürfelt

1 große Tomaten, gewürfelte

115 g Tomatensoße

1920 ml Wasser

¼ TL Cayennepfeffer

2 EL Mehl

Zubereitung:

2 EL Öl in einem Topf bei mittlerer Hitze erwärmen. Gehackte Zwiebeln zugeben und für ein paar Minuten braten, oder bis sie goldbraun sind.

Nund das fettarme Rindfleisch, 960 ml Wasser und 1 Prise Salz zugeben. Zudecken und für 15 Minuten kochen.

Vom Herd nehmen und Gemüse und Tomatensoße zugeben. 960 ml Wasser hinzugeben und in den Schongarer geben.

In der Zwischenzeit das restliche Öl bei mittlerer Hitze erwärmen. Cayennepfeffer und Mehl zugeben und gut verrühren. Mischung in den Schongarer geben und für ca. 2 Stunden kochen. Vom Herd nehmen und vor dem Servieren gut verrühren.

Nährwertangaben pro Portion: Kcal: 295, Proteine: 35,4 g, Kohlenhydrate: 39,5 g, Fette: 19,3 g

52.   Koriandereintopf mit Schweinefleisch

Zutaten:

225 g Schweineschulter, in 2,5 cm dicke Streifen geschnitten

1 kleine Zwiebel, geschnitten

240 ml Rinderbrühe

60 ml Wasser

115 g grüne Tomatillo Salsa

Eine Handvoll frischer Koriander, grob gehackt

1 TL Salz

¼ TL schwarzer Pfeffer, gemahlen

Zubereitung:

Fleisch in eine große Glasschüssel geben. Gut mit Salz und Pfeffer bedecken.

Fleisch und geschnittene Zwiebeln in einen großen Topf geben. Gut umrühren und zum Kochen bringen. Langsam 120 ml Wasser zugeben.

Für ca. 40 Minuten backen, gelegentlich umrühren.

Mit frischem Gemüse servieren.

Nährwertangaben pro Portion: Kcal: 274, Proteine: 27,3 g, Kohlenhydrate: 21,1 g, Fette: 8,5 g

53. Gegrillte Forelle mit geräuchterem Paprikapulver

Zutaten:

200 g frischer Lachs, geputze

15 g frischer Koriander, gehackt

2 Knoblauchzehen, zerdrückt

60 ml Zitronensaft

½ TL geräuchertes Paprikapulver

½ TL Kreuzkümmel, gemahlen

½ TL Chilipulver

¼ TL schwarzer Pfeffer, gemahlen

50 ml natives Olivenöl Extra

Zubereitung:

Koriander, Knoblauch, Paprikapulver, Kreuzkümmel, Chilipulver, Zitronensaft und Olivenöl in einer Küchenmaschine kurz vermischen.

Die Mischung in eine Schüssel geben und den Fisch zugeben. Vorsichtig rühren, so dass der Fisch gleichmäßig mit Soße bedeckt ist. Für mindestens 1 Stunde kühl stellen, damit sich der Fisch das Aroma aufnimmt.

Den Fisch aus dem Kühlschrank nehmen und die Grillpfanne vorheizen. Fisch in die Pfanne geben und für ca. 3-4 Minuten auf jeder Seite anbraten.

Den Fisch vom Grill nehmen, auf eine Servierplatte geben und mit Zitronenscheiben oder etwas Gemüse servieren.

Nährwertangaben pro Portion: Kcal: 143, Proteine: 21,8 g, Kohlenhydrate: 0,6 g, Fette: 8,9 g

WEITERE TITEL DIESES AUTORS

70 Effektive Rezepte um Übergewicht zu Vermeiden und Gewicht zu Verlieren: Fett schnell verbrennen durch die Verwendung richtiger Diät und kluger Ernährung

von

Joe Correa CSN

48 Rezepte zur Verminderung von Akne: Der schnelle und natürliche Weg zum Beheben Ihres Akne-Problems in weniger als 10 Tagen!

von

Joe Correa CSN

41 Rezepte zur Vorbeugung von Alzheimer: Verringern oder Beseitigung des Alzheimer Zustandes in 30 Tagen oder weniger!

von

Joe Correa CSN

70 wirksame Rezepte bei Brustkrebs: Vorbeugen und bekämpfen von Brustkrebs mit kluger Ernährung und kraftvollen Lebensmitteln

von

Joe Correa CSN

www.ingramcontent.com/pod-product-compliance
Lightning Source LLC
Chambersburg PA
CBHW051029030426
42336CB00015B/2796